AF312917

DE LA
VALEUR CLINIQUE DE L'ANTIPYRINE

DANS LES

MALADIES FÉBRILES

PAR

LE Dr E. CLÉMENT
Médecin de l'Hôtel-Dieu de Lyon.

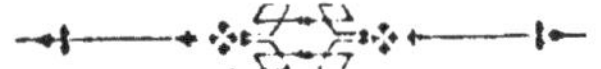

Note lue à la Société nationale de Médecine de Lyon

LYON

ASSOCIATION TYPOGRAPHIQUE

F. PLAN, RUE DE LA BARRE, 12

1886

DE LA

VALEUR CLINIQUE DE L'ANTIPYRINE

DANS LES

MALADIES FÉBRILES

PAR

Le Dʳ E. CLÉMENT

Médecin de l'Hôtel-Dieu de Lyon.

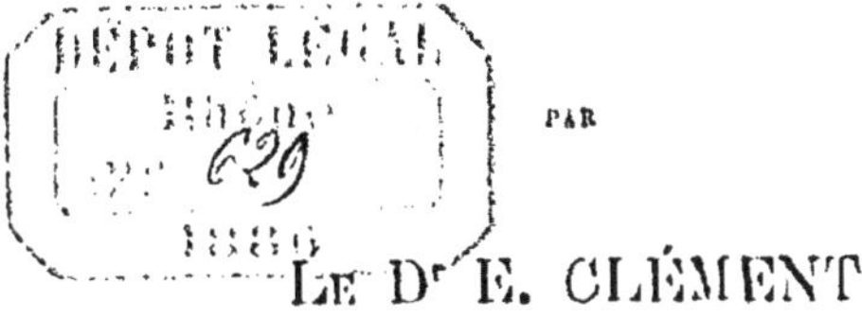

Note lue à la Société nationale de Médecine de Lyon

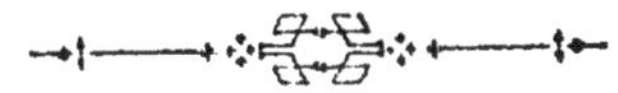

LYON

ASSOCIATION TYPOGRAPHIQUE

F. PLAN, RUE DE LA BARRE, 12

1886

VALEUR CLINIQUE DE L'ANTIPYRINE

DANS LES MALADIES FÉBRILES

———

Les espérances qu'avaient fait naître l'acide phénique, la kairine, la résorcine, n'ont pas été confirmées par l'expérience clinique. Il en est résulté une défaveur répandue sur tout le groupe des médicaments antithermiques, qui a entraîné beaucoup de bons esprits à les condamner en bloc comme inutiles et dangereux.

L'antipyrine n'a pas échappé à ce jugement préconçu, et dès son apparition elle a été frappée de proscription absolue par certains médecins. D'autres, *quorum pars minima fui,* consentirent à grand'peine à faire quelques essais, s'attendant plus à subir une nouvelle déception qu'à voir se confirmer le témoignage favorable, émané cependant d'observateurs dignes de toute créance.

Or, malgré ces préventions, la fortune de l'antipyrine a été bien différente de celle des médicaments que j'ai cités. Tandis que ceux-ci n'ont fait qu'apparaître pour tomber aussitôt dans le discrédit, voilà près de trois ans que celle-là est employée chez toutes les nations, et que son usage, loin de se restreindre, tend à envahir et à accaparer tout le domaine des maladies fébriles. Il y a dans cette progression continue, qu'elle poursuit à l'envi de ses contradicteurs, une forte présomption en faveur de son utilité et de son efficacité. C'est comme une preuve de sa valeur thérapeutique tirée du *consensus* général.

Non pas que l'accord soit unanime. N'est-ce pas sur le

chapitre de la médication qu'Hippocrate et Galien diffèrent habituellement d'avis? Sans parler de ceux qui la repoussent par cela seul qu'elle est un agent antithermique, il en est qui lui reprochent d'être infidèle et inconstante, tandis que d'autres lui reprochent d'être trop active et de produire une véritable *agression thérapeutique*.

Ces divergences d'appréciation tiennent, j'en suis convaincu, à l'absence de règles précises dans le mode d'administration et à l'incertitude de la posologie du médicament. A quelles doses faut-il le donner? Comment doit-on le répartir dans le courant de la journée? Ce sont là des points non encore fixés et qui ne peuvent pas faire l'objet d'une formule invariable, car tout dépend de l'effet cherché, de la nature de la maladie, de la manière dont se comporte la température de la maladie traitée, de l'état des forces du sujet, etc.

Il ne faut pas perdre de vue que la *méthode réfrigérante interne*, qu'on me passe cette expression commode, n'en est qu'à ses débuts. C'est la première fois que la médecine dispose d'un agent antithermique efficace, produisant à coup sûr, dans toutes les maladies fébriles, un effet comparable à celui des bains froids. L'expérience qu'on en a est encore trop récente, pour qu'on sache le manier avec la certitude d'atteindre toujours et de ne dépasser jamais le but dans les cas si nombreux et si variés qui sont dans la sphère de son activité.

On ne peut pas exiger de cette médication nouvelle plus que des autres méthodes qui, toutes, ont traversé à leur début une période de tâtonnement. Il serait souverainement injuste de la juger dès maintenant sur quelques insuccès et sur des accidents, qui sont pour la plupart imputables au médecin plutôt qu'au médicament, ainsi que nous le verrons.

Serait-il logique d'apprécier la méthode de Braud d'après les premiers essais? Combien son auteur a-t-il mis de temps avant d'arriver à sa formule exacte et définitive? Pendant des années, il a varié la température, la durée, le nombre

des bains quotidiens, et ce n'est qu'après de longues et pa-
tientes recherches qu'il a posé les règles de la méthode qui
sera son éternelle gloire. Mais dès ses premières tentatives
il avait acquis la certitude de l'action favorable du bain
froid, et c'est dans cette certitude qu'il a puisé le courage
moral de poursuivre son œuvre, malgré l'opposition formi-
dable de ses contradicteurs.

Nous en sommes à cette période, à cette phase; nous sommes certains que le médicament est utile, qu'il produit
d'excellents effets; nous savons qu'il diminue la fièvre à
coup sûr et qu'à mesure que la fièvre tombe, l'état général
s'améliore dans l'immense majorité des cas. Il nous reste à
déterminer son mode d'administration, suivant les conditions
d'âge et de forces et suivant la nature et la forme de la maladie, pour qu'il produise régulièrement et avec précision
son maximum d'effet utile. C'est dans le but d'aider à la so-
lution de ce problème clinique que j'ai entrepris la publica-
tion de ce travail, où je tiens à rester sur le terrain de la
pratique pure.

L'emploi de l'antipyrine a été considéré par un illustre
professeur de Paris comme une *véritable agression thérapeutique*. Je ne sais sur quels faits il s'est fondé pour lancer
une pareille accusation si contraire à la réalité. Quand elles
tombent de si haut, les paroles portent loin, et bien des
praticiens, sur la foi de cet auteur imprudent, n'oseront de
longtemps manier de l'antipyrine. Il eût été plus sage, il me
semble, de ne pas se hâter de porter un jugement défavo-
rable sur un médicament qui se présentait sous les auspices
des savants les plus distingués de divers pays.

L'accusation a été lancée, elle a fait son chemin. J'ai donc
à me préoccuper tout d'abord de démontrer l'innocuité du remède, ne fût-ce que pour me justifier de l'emploi considérable
que j'en fais depuis bientôt deux ans.

Il est assez curieux de voir accuser l'antipyrine de la plupart des méfaits, qu'on faisait ou qu'on fait encore peser sur
la méthode de Brand. C'est ainsi qu'on lui attribue la propriété fâcheuse de déterminer le collapsus, c'est-à-dire d'a-

baisser bien au-dessous de la normale la température et de
produire à ce moment une prostration des forces qui met en
danger les jours du malade. J'ai employé plusieurs milliers
de fois l'antipyrine, à doses considérées comme élevées, et
dans deux cas seulement la température est descendue à
35°,8 et 36°. Il s'agissait de deux malades *tuberculeux* (1),
qui tous deux avouèrent que depuis longtemps ils ne s'é-
taient pas sentis aussi bien. Je n'ai donc pas eu jusqu'à pré-
sent de collapsus véritable.

Bernard Groth (2), dans sa thèse, a réuni tous les faits de
collapsus qu'il a pu trouver dans la littérature médicale de
tous les pays. Il est facile de se convaincre que ces cas ne
sont pas fort nombreux et que tous sont loin de démontrer
la culpabilité du médicament. Je n'en dirai pas autant de la
culpabilité du médecin.

Voici une femme (cas de Blorc) qui est atteinte de septi-
cémie puerpérale. Son état général est grave, car le pouls
est petit, dépressible. On lui administre imprudemment
trois grammes cinquante d'antipyrine en trois heures. La
température ne tombe cependant qu'à 36°,9. Elle meurt
32 heures après avec des phénomènes asphyxiques. A l'autopsie (incomplète), on trouve des infarctus de la rate, du
rein. On ne parle pas du poumon !

Dans un cas de Straus, le sujet atteint de fièvre typhoïde
éprouve des phénomènes de collapsus sous l'influence d'une
dose relativement forte (2 gr. 50 en 3 heures) d'antipyrine.
Le sujet est pris des mêmes accidents le lendemain, mais
cette fois, notez bien, *spontanément*, sans antipyrine. D'ailleurs le malade guérit.

Mason observe du collapsus chez des typhiques. Il a bien
soin de faire remarquer que tous étaient très débilités par
la continuité de la fièvre et *se trouvaient dans les plus mau-
vaises conditions* avant le traitement.

(1) J'indiquerai plus loin pourquoi les tuberculeux me paraissent plus
disposés à ces chutes brusques et anormales de la température.
(2) Thèse de Lyon. *Valeur de l'antipyrine dans la thérapeutique in-
fantile.*

Un jeune homme (cas de May), atteint de pneumonie croupale, est dans un état si grave qu'il présente le faciès syncopal « *collabirtes Aussehen* ». Le pouls est petit, dépressible et cependant on lui donne *quatre grammes* d'antipyrine en trois heures. La température tombe à 35°,6. Le malade guérit. On ne peut que s'étonner du résultat favorable.

Dans deux cas de Schultz, le médecin administre 4 grammes d'antipyrine en deux heures. On abaisse la température à 35°. Ses deux sujets guérissent de leur dothiénentérie.

Même exagération des doses à incriminer dans les faits de Gotz, où le collapsus survient après 5 grammes du médicament en trois heures.

Dans tous les autres cas cités par Groth, on constate toujours ou une exagération des doses, ou une dépression des forces préexistante. C'est ainsi qu'à un tuberculeux arrivé à la *période ultime* on donne 4 grammes d'antipyrine. Le collapsus disparaît cependant en quelques heures, et le malade succombe trois jours plus tard aux progrès de sa phthisie.

Il est à remarquer que dans les divers cas les symptômes généraux ont eu une allure plus menaçante en apparence qu'en réalité et que tous les sujets se sont rétablis de leur collapsus en quelques heures. L'enseignement à tirer de cet examen est qu'on doit éviter les doses massives ou répétées à des intervalles trop rapprochés surtout chez les sujets très déprimés.

On peut assimiler l'action de l'antipyrine à celle des bains froids. Si la température des bains est trop basse, si leur durée est trop longue ou si les bains sont donnés coup sur coup, à des intervalles trop rapprochés, on produira infailliblement des accidents de collapsus, et cela d'autant plus facilement que le sujet sera préalablement épuisé par une maladie plus longue. Il ne faut donc pas faire peser sur le médicament la responsabilité d'un accident qui résulte uniquement d'un vice dans le mode d'administration.

Le médicament peut s'administrer à des sujets de tout âge, à de très jeunes enfants comme à des vieillards arrivés aux dernières limites de la vie.

Là encore il faut se guider sur l'action ordinaire des bains, pour fixer la posologie. On sait que la température des enfants s'abaisse très facilement sous l'influence de l'eau froide. Une immersion de 5 à 10 minutes, suivant l'âge, produit autant d'effet qu'une immersion de 15 à 20 minutes chez l'adulte. Il est donc important de n'administrer l'antipyrine aux jeunes enfants qu'à des doses très faibles et suffisamment espacées.

Les vieillards me paraissent supporter très bien des doses relativement fortes du médicament, 4 à 5 grammes par jour.

Jamais je n'ai constaté d'accident et toujours j'ai vu l'état général s'améliorer à mesure que la fièvre cédait à la médication. Entre autres faits que je puis citer à l'appui de cette assertion, je mentionnerai les suivants :

J'ai été appelé auprès d'une malade âgée de 86 ans qui, depuis 4 jours, était en proie à une fièvre intense (40°) avec agitation, subdélirium. La langue était sèche, absolument grillée. A l'examen des divers organes, je ne trouvais rien qui expliquât cet état fébrile. Le pronostic me paraissait d'autant plus grave que depuis quelque temps ses facultés intellectuelles avaient diminué et que ses forces ne lui permettaient plus de marcher sans aide. Je n'hésitai pas, vu l'intensité de la fièvre, à prescrire cinq grammes d'antipyrinée à prendre par fractions de 4 heures en 4 heures. La médication a été continuée pendant dix jours, et très rapidement, en 4 ou 5 jours, l'état général s'est amélioré, le délire a cessé en même temps que la langue redevenait humide. Au bout de 15 jours la convalescence était franche.

On sait combien les fièvres gastriques sont graves chez les vieillards. Au bout de deux ou trois semaines les malades tombent dans le marasme, prennent du muguet et meurent dans l'adynamie. Je considère le résultat heureux que j'ai obtenu chez cette malade de 86 ans comme un succès indéniable de l'antipyrine.

J'avais dernièrement, dans mon service, salle Montazet, n° 10, une vieille femme de 74 ans qui depuis plus de trois semaines était en proie à une fièvre continue sans localisation. L'état général était si misérable que la langue était couverte de muguet. La malade répondait vaguement aux questions et elle refusait toute nourriture. Sous l'influence de l'antipyrine l'état fébrile diminua, la langue se dépouilla de son enduit parasitaire, et, au bout de quelques jours, le sujet prenait de légers potages.

Malheureusement la dépression des forces résultant de la continuité de la fièvre était si grande que la malade traîna encore près d'un mois et finit par succomber. Le muguet avait reparu dans les derniers jours.

L'autopsie ne révéla pour toute lésion qu'un peu d'hypostase des deux poumons. L'intestin grêle était légèrement congestionné par places, mais les plaques de Peyer étaient saines. Il ne s'agissait donc pas d'une fièvre typhoïde véritable, mais d'une de ces formes de fièvre continue que l'on observe chez les vieillards et qui sont mal classées dans la nosologie.

Malgré la terminaison funeste, la médication a passagèrement amélioré la maladie et a retardé la mort de plusieurs semaines. Elle a fait disparaître le muguet une première fois et a permis d'alimenter la patiente. N'est-il pas admissible que si le traitement eût été institué dès les premiers jours, au lieu de ne l'être qu'au bout de trois semaines, le résultat aurait été tout aussi heureux que dans le cas précédent ?

J'aurais bien d'autres faits à citer, mais ces deux cas me suffisent pour établir ce premier point que le médicament peut être administré à tout âge et que la vieillesse la plus avancée n'est pas une contre-indication à son emploi. Aux deux extrémités de la vie comme à l'âge adulte, j'ai toujours vu l'état général s'amender parallèlement à l'abaissement de la température, et cela quelle que fût la nature de la maladie fébrile.

Il est une autre accusation lancée contre l'antipyrine qui ne me paraît pas mieux justifiée que les précédentes par l'examen clinique. On a prétendu que ce médicament paralysait le cœur, et par suite qu'il était contre-indiqué toutes les fois que la maladie fébrile s'accompagnait de lésions du centre circulatoire.

Or, dans un autre travail, lu à la Société des sciences médicales (séance du 21 juillet), j'ai présenté huit observations de rhumatisme avec complications cardiaques et même cardio-pulmonaires, où l'antipyrine m'a donné les meilleurs résultats. Loin d'observer le moindre trouble de la fonction cardiaque dû au médicament, j'ai vu, au contraire, les complications s'améliorer par le traitement.

Je ne reviendrai pas sur ces faits et je renvoie les lecteurs que cette question intéresse au mémoire où j'ai montré comment l'accusation était née et combien elle était peu fondée.

Je rappellerai cependant l'observation VIII, parce qu'elle démontre à la fois l'innocuité de l'antipyrine, chez les sujets atteints de lésion cardiaque, et l'innocuité des doses élevées continuées pendant plusieurs mois. Il s'agit d'une rhumatisante âgée de 60 ans, atteinte d'un rhumatisme chronique, rebelle au salicylate et à toutes les autres médications et qui cède à l'antipyrine. Cette malade est, en outre, atteinte d'insuffisance aortique. Du mois de mars à la fin de juin, elle a pris *sans interruption* une dose quotidienne de 5 grammes d'antipyrine et quelquefois de 6 grammes, si bien que dans cet intervalle de trois mois elle a consommé plus de *cinq cents grammes* d'antipyrine. Je puis même ajouter qu'elle continue encore le médicament à la dose de 3 grammes par jour. Cette *agression thérapeutique* prolongée pendant trois mois et plus n'a produit jusqu'à ce jour que d'excellents résultats.

Les complications rénales elles-mêmes ne sont pas une contre-indication à son emploi ; au nombre des rhumatismants dont je viens de parler, il s'en trouvait plusieurs qui étaient atteints en même temps d'albuminurie.

J'ai actuellement dans mon service, salle des Troisièmes-Femmes, n° 21, une jeune femme qui est entrée avec du rhumatisme articulaire aigu, de la fièvre et une abondante quantité d'albumine dans les urines. De plus, elle présentait une dyspnée intense, due à de la congestion et à de l'œdème des deux poumons. Au premier jour de son entrée, il y avait un dédoublement du deuxième bruit du cœur. Enfin, j'ajouterai qu'elle présentait une teinte subictérique générale. Avant tout traitement nous avons analysé et dosé ses urines. Elle éliminait 250 à 300 grammes d'urine par jour, 2 à 3 grammes d'urée et 10 grammes d'albumine (procédé Tanret). La fonction rénale était donc réduite à son minimum ; le foie, les poumons étaient en stase, et le cœur lui-même semblait fléchir. Il était difficile de réunir des conditions plus désavantageuses à l'emploi d'un médicament quelconque offrant des dangers d'intoxication. Si l'antipyrine, comme on le dit, a des effets toxiques plutôt qu'une action thérapeutique, nous devions infailliblement provoquer des accidents graves.

J'administrai cependant le médicament à la dose de 5 à 6 grammes par jour. Dès le lendemain les douleurs rhumatismales disparurent, la fièvre tomba. La médication fut continuée pendant douze jours, sauf une suspension de deux jours, pour contrôler les résultats obtenus. Elle a donc pris de 50 à 60 grammes d'antipyrine. Nous avons vu l'état général s'améliorer et les lésions pulmonaires décroître.

La fonction urinaire n'a pas été sensiblement modifiée, elle l'a été plutôt en bien. L'analyse des urines a été faite jour par jour. La quantité du liquide s'est élevée au maximum à 450 au lieu de 300, le chiffre de l'urée est monté à 10 grammes au lieu de 2 et 3 grammes. Quant à la proportion d'albumine, elle est restée stationnaire.

Mais ce qu'il y a de certain, c'est que, malgré l'état des reins (il s'agit en effet d'une néphrite parenchymateuse aiguë), l'antipyrine n'a produit aucun accident et a amené, comme d'ordinaire, la disparition de la fièvre, des douleurs articulaires, et une sédation générale incontestable.

L'albuminurie n'est donc pas une contre-indication à l'emploi du médicament, à en juger d'après plusieurs faits que j'ai observés personnellement. D'ailleurs cette opinion a déjà été soutenue et démontrée par d'autres observateurs.

D'autre part, des recherches entreprises sous la direction de M. le professeur Bondet, par son aide de clinique M. Casimir, et poursuivies depuis plusieurs mois, démontrent que la fonction rénale n'est point entravée par l'antipyrine. Les tracés des analyses quotidiennes faites comparativement pendant les périodes où les malades étaient soumis à l'antipyrine et pendant celles où ils restaient sans traitement, prouvent que le médicament favorise plutôt qu'il ne gêne la sécrétion du liquide et l'élimination des déchets organiques.

En somme, peut-on considérer comme dangereux un médicament qui se donne impunément aux enfants, aux vieillards, aux cardiaques, aux albuminuriques, aux gens atteints à la fois de complications cardiaques pulmonaires et rénales ? Doit-on appeler dangereux un médicament dont une femme de 60 ans, atteinte d'insuffisance aortique, consomme plus de cinq cents grammes en trois mois ?

J'ajouterai un dernier argument en faveur de l'innocuité du remède. Dans une précédente communication, j'ai présenté à la Société de médecine une douzaine de tracés de température ayant pour but de démontrer que l'antipyrine n'avait aucune influence sur la température normale et qu'elle n'agissait que sur la température fébrile. C'est là un fait absolument constant, en dehors de la tuberculose, ajouterai-je comme restriction. Quand un malade atteint d'affection fébrile est traité par l'antipyrine, si on continue la médication pendant cinq, six et même huit jours, la courbe reste dans le voisinage de 37°,5, mais ne descend pas au-dessous de 37°. Si l'action antithermique de l'antipyrine est une action toxique, comme on l'a dit, on cherche en vain comment se traduit cette action toxique chez les gens qui n'ont pas de fièvre, puisqu'il n'y a aucun phénomène apparent. Cela reviendrait à admettre que le médicament n'est toxique que chez les fébricitants !

Ce fait, que l'antipyrine n'agit que sur la température fébrile, doit être rapproché de cet autre non moins intéressant, qu'elle combat l'hyperthermie, quelle que soit la nature de la maladie. On peut en conclure que l'antipyrine agit sur un élément pathogénique commun à tous les états fébriles, et que cet élément pathogénique est surajouté à l'organisme normal, puisque l'antipyrine ne modifie pas la température normale. Or, plus on avance, plus on voit que la fièvre est le fait d'un agent septique, résultant d'une auto ou d'une hétéro-infection. L'antipyrine agirait donc sur cet agent septique, dont la nature est variable. Si elle n'a plus d'action sur la

température normale, c'est qu'elle n'a plus d'agent septique
à combattre.

L'application de la *méthode*, que j'appelle *réfrigérante
externe*, doit se régler d'après la marche habituelle de la
température dans la maladie traitée. On ne peut donc pas
formuler d'avance une règle univoque applicable à toutes les
affections indifféremment. C'est en méconnaissant cette pro-
position si simple que certains auteurs, les Allemands surtout,
ont conseillé à tort de donner la dose quotidienne en trois
fois d'heure en heure. Ce mode d'administration introduit
brusquement des doses massives qui chez certains sujets sont
capables de déterminer le collapsus, ainsi que nous l'avons
indiqué plus haut. Ils comptent, en agissant ainsi, amener
dès le début de la journée une sédation de la fièvre, qui se
maintiendra le restant du jour. C'est une erreur comparable
à celle d'un médecin qui donnerait un seul bain froid pro-
longé, ou trois bains séparés par un intervalle d'une heure
au début de la journée de traitement, dans l'espérance d'obtenir un abaissement de température jusqu'au lendemain.

D'autres répartissent la dose dans l'espace de vingt-quatre
heures, mais en la fractionnant outre mesure. Cette pratique
ne donne pas l'effet utile de l'antipyrine. Le médicament
s'élimine au fur et à mesure et n'est jamais en quantité suffisante dans le sang, pour produire l'action antithermique.
On peut assimiler ce fractionnement des doses aux affusions
froides répétées, qui n'ont ni la puissance, ni la sûreté d'action du bain froid.

Les lois de la calorification dans l'état de santé nous sont
encore très peu connues, et c'est à peine si l'on peut se dé-
clarer satisfait des explications données par les physiologistes
sur la propriété qu'a l'organisme de maintenir sa température
à un chiffre invariable, malgré tant de conditions intrin-
sèques et extrinsèques qui tendent à la faire varier.

Nos connaissances ne sont guère plus étendues en ce qui
concerne la calorification dans les maladies. Ceux qui ont
quelque expérience de la méthode hydriatique savent combien l'organisme malade, en présence d'un facteur supposé

constant, l'agent réfrigérant, se comporte différemment suivant la nature des maladies. On est cependant arrivé à quelques données empiriques, que nous pouvons et même que nous devons utiliser pour faire un emploi rationnel des médicaments antithermiques.

A ce point de vue, nous diviserons les diverses maladies fébriles en cinq groupes, renfermant chacun celles qui ont des analogies dans la marche de la température :

1° Les maladies à courbes en forme de plateau, comprenant les inflammations diverses, la pneumonie, l'érysipèle, le rhumatisme articulaire aigu et la pleurésie, etc.

2° Les maladies à fastigium et à déclin rapides; à ce type se rattachent les fièvres éruptives.

3° La tuberculose, dans ses formes chronique et aiguë, mérite comme nous le verrons un groupe spécial.

4° Les maladies fébriles continues à oscillations diurnes, avec rémissions spontanées dans le cours de la journée :

Fièvre hectique des tuberculeux, fièvre septicémique, puerpérale ou autres.

5° Les maladies fébriles continues à oscillations diurnes, sans rémission complète.

Ce groupe renferme les embarras gastriques fébriles, la fièvre typhoïde, la granulie.

Cette classification arbitraire a pour but de me permettre de donner un exposé synthétique des principes qui me guident dans le mode d'administration de l'antipyrine et de déduire de quelques exemples les règles générales de la médication réfrigérante interne, telle que je la conçois.

I. — Le premier groupe, que j'appellerai le groupe des phlegmasies sans préjuger de leur nature, a pour type principal la pneumonie qui se fait remarquer par la fixité de la courbe thermique et par la grande résistance qu'elle oppose d'habitude à la méthode réfrigérante. Cette résistance ne saurait être moindre avec l'antipyrine, et il n'est pas étonnant que Guttmann et d'autres auteurs aient constaté qu'elle cédait difficilement au médicament. C'est également pour ce motif qu'on peut donner d'emblée et sans danger de fortes doses d'antipyrine, de 6 à 8 grammes par jour. Il vaut mieux les répartir en cinq fois dans la journée que de les fractionner davantage. Il faut, en effet, donner à chaque coup une quantité du médicament capable de vaincre la résistance de la température, et, d'autre part, comme la rémission produite se maintient plusieurs heures, il est inutile de répéter plus souvent l'administration du remède.

On arrive de cette manière à hâter d'un jour ou deux la défervescence dans les formes graves, et même de trois jours dans les formes moyennes. Mais on ne doit pas perdre de vue que cette affection a un cycle déterminé et qu'il est prudent de surveiller le moment de la défervescence. Il est évident que si le jour où, par le fait de l'évolution naturelle de la maladie, la température tombe brusquement à un chiffre souvent au-dessous de la normale, il est évident, dis-je, que si, ce jour-là, on administre néanmoins une dose massive d'antipyrine, on risque d'exagérer la chute de la température

L'érysipèle de la face sera traité suivant les mêmes principes. La résistance de la fièvre est moins grande que dans la pneumonie, et d'ordinaire 5 à 6 gr. d'antipyrine suffisent. J'ai continué la médication dans cette maladie, pendant une semaine après la défervescence, sans faire tomber la courbe au-dessous de la normale.

La pleurésie, dont la courbe est moins fixe, moins en plateau et présente d'ordinaire des rémissions matinales marquées, cède facilement à l'agent antithermique. Les doses du médicament sont dès lors moins élevées que dans la pneumonie et l'érysipèle.

Dans le rhumatisme articulaire aigu, le médecin doit se guider plutôt sur l'acuité des douleurs et sur l'intensité et le nombre des fluxions articulaires que sur l'hyperthermie. D'ailleurs, grâce à l'action spécifique du remède dans cette affection, la température s'abaisse en même temps que les manifestations articulaires s'amendent, c'est-à-dire du jour au lendemain.

II. — Les fièvres éruptives ont une température à fastigium et à déclin rapides; aussi dans l'immense majorité des cas, l'hyperthermie, qui n'est que transitoire et qui tombe naturellement au moment de l'éruption, n'est la source d'aucune indication pressante. Mais, puisque nous disposons aujourd'hui d'un moyen aussi commode et aussi inoffensif que l'antipyrine pour combattre cet élément de souffrances pour le malade, on ne doit pas hésiter à l'employer. A plus forte raison doit-on en faire usage quand l'hyperthermie produit le délire et d'autres désordres nerveux. On administrera le médicament en se rappelant que la résistance de la température cède d'ordinaire dès que l'éruption paraît.

La fièvre de suppuration de la variole doit être traitée par l'antipyrine ou par la balnéation dès son début. Qu'on me permette de rappeler ici les règles que j'ai indiquées, il y a quelques années déjà, à propos du traitement de la variole par les bains froids (1). Aussitôt que la courbe thermique commence à se relever, après la rémission de la période éruptive, c'est le moment d'agir. Il résulte de mon observation que la fièvre de suppuration variolique cède très aisément au bain et que la sédation produite par un bain se maintient plus longtemps que dans la fièvre typhoïde. De là, l'indication de donner des bains moins froids (28°) et de ne les répéter que toutes les quatre heures, par exemple.

Il serait possible que la température, dans ce cas particulier, cédât moins facilement à l'antipyrine qu'au bain. J'ai admis autrefois que l'action plus énergique, plus facile du bain tenait à la vascularisation abondante de la peau autour des pustules, condition anatomique qui met évidemment une masse de sang plus considérable en contact avec l'agent réfrigérant. L'action du bain est donc favorisée par la dilatation des vaisseaux cutanés, tandis qu'il

(1) D' E. Clément, *Traitement de la variole par les bains froids*, br. in-8, Georg.

n'y a aucune condition apparente qui favorise l'action de l'antipyrine. Celle-ci devra donc être employée probablement à doses assez élevées. Mais comme la température met un un temps assez long (environ quatre heures) avant de se relever à son chiffre primitif, et comme surtout le relèvement s'effectue presque en totalité de la troisième à la quatrième heure, il faudra administrer toutes les trois ou quatre heures une dose suffisante d'antipyrine pour maintenir une apyrexie relative.

III. — La phthisie pulmonaire et la tuberculose dans ses différentes formes méritent de constituer un groupe à part. La fièvre symptomatique est rarement continue, c'est une fièvre à accès et présentant souvent de grandes oscillations spontanées.

L'hyperthermie est peu résistante, et quand on baigne des tuberculeux on observe dès les premiers bains des chutes considérables. L'antipyrine agit de la même manière, et si on administre d'emblée une dose élevée, on court le risque de dépasser le but. Ce danger est d'autant plus menaçant qu'on peut, sans le savoir, administrer le médicament juste au moment où il va survenir une rémission spontanée. On exagère alors la chute de la température en ajoutant, pour ainsi dire, à la vitesse acquise toute l'énergie du médicament. C'est, en effet, chez les tuberculeux, que, toutes choses égales d'ailleurs, on observe les plus grands abaissements de température sous l'influence de cet agent.

Il ne faut jamais donner des doses quotidiennes élevées aux phthisiques, même en les fractionnant, puisqu'il y a toujours un moment de la journée où le médicament agira à contre-temps.

D'autre part, comme l'hyperthermie est d'ordinaire paroxystique, il est utile de l'administrer aussi près que possible du début de l'accès et de ne donner qu'une dose partielle d'un gramme au plus, car la température peut céder et cède d'habitude assez facilement. On répétera cette dose deux ou trois fois si l'accès se maintient.

Quand la température du malade ne peut pas être surveillée de très près, le meilleur est de donner 2 gr. 50 à 3 gr. répartis en trois fois : le matin, au milieu du jour, et vers les quatre ou cinq heures du soir, si l'accès est vespéral. S'il y a inversion de la courbe, il faut administrer les doses le soir et dans la nuit.

Dans la phthisie galopante, on peut être plus hardi, car la résistance de la température est plus grande que dans la forme ordinaire. Il semble que l'élément inflammatoire rapproche ce cas des pneumonies franches. Les doses peuvent être répétées plus souvent; mais là encore, à cause de l'irrégularité de la marche de la fièvre, il ne faut jamais donner des doses massives ou trop rapprochées.

La courbe de la granulie, livrée aux médications habituelles, affecte d'ordinaire le type de la fièvre typhoïde, et on sait combien il est facile de confondre les deux maladies pendant les premiers jours et parfois jusqu'à la terminaison. Mais quand on la traite par la méthode réfrigérante externe, on voit bientôt s'accuser des différences dans la marche de la température. Celle-ci cède plus rapidement au bain, et dès les premiers jours, les abaissements sont plus marqués; c'est même là un caractère qui peut aider au diagnostic différentiel. Quant à l'ascension consécutive, elle se fait au moins aussi vite que dans la fièvre typhoïde.

Si on veut employer l'antipyrine dans cette affection, il faut donc répéter les doses de trois heures en trois heures. Malheureusement, on ne doit attendre de ce moyen qu'un soulagement très passager.

IV. — Ce que j'ai dit de la fièvre hectique des tuberculeux s'applique au groupe des affections à grandes oscillations diurnes. Il faut agir au début du paroxysme, dès que la courbe se relève, et éviter, au contraire, de donner le médicament au moment où la défervescence spontanée a lieu.

V. — Je m'occuperai uniquement de la fièvre typhoïde, type de ce groupe. Sa courbe, quand la maladie évolue normalement, se divise, comme on le sait, en trois périodes, à savoir : période des oscillations ascendantes, période d'état formant un plateau avec faibles rémissions matinales, puis période des oscillations descendantes.

La température dans ces trois périodes ne se comporte pas de la même manière vis-à-vis des bains. Si le malade est traité dès les premiers jours par les bains, c'est-à-dire dans la période des oscillations ascendantes, on reconnaît que la résistance de l'hyperthermie est un peu moindre que dans la période suivante. Les abaissements de chaque bain sont souvent plus prononcés, mais les ascensions consécutives sont également plus rapides et plus hautes.

A la période d'état, du moins au début de cette seconde phase, la résistance de la température est à son apogée. Puis au fur et à mesure qu'on se rapproche de la phase des oscillations descendantes, on voit la résistance diminuer de plus en plus. Chaque bain détermine un abaissement plus marqué, en même temps que l'ascension consécutive devient plus tardive et moins forte. Inutile d'ajouter qu'à la période descendante, la résistance est définitivement vaincue et que les bains y produisent leur maximum d'effet.

C'est sur ces données que nous a révélées la méthode de Brand, et que sans elle nous ignorerions longtemps encore, que je me base pour appliquer la méthode réfrigérante interne au traitement de la fièvre typhoïde. L'expérience m'a appris qu'il faut assimiler l'action d'une certaine dose d'antipyrine à celle produite par un bain froid ordinaire de 20° et de 15 minutes de durée. Je le dis tout de suite : cette dose est au minimum de 1 gramme administré d'un seul coup et de 1 gr. 50 au maximum pour un adulte.

Je procède au traitement comme on le fait dans la méthode de Brand. La température est enregistrée toutes les trois heures; si elle s'élève à 38° (1), on administre un gramme du médicament comme dans la méthode réfrigérante externe on administrerait un bain froid.

(1) Dans la méthode de Brand, on administre d'ordinaire le bain à 38°,5. Mais l'antipyrine est pour moi un moyen si commode et si inoffensif que je n'hésite pas à faire bénéficier les malades de son action antithermique, même quand la température ne s'élève qu'à 38°.

Dans la phase des oscillations ascendantes, où il est évidemment plus facile d'instituer de bonne heure la médication réfrigérante interne que la méthode hydriatique, on obtient d'habitude un abaissement de la moyenne thermique plus marqué qu'à la phase suivante, parce que, à cette période, la résistance thermique est moindre. Les doses de un gramme suffisent alors pour produire l'effet voulu, et les malades prennent 8 grammes d'antipyrine de trois heures en trois heures.

A la période d'état, dans les premiers jours surtout de cette phase, alors que la résistance de l'hyperthermie est à son maximum, je donne PARFOIS de 1 gr. 25 à 1 gr. 50 toutes les trois heures, et les malades prennent ainsi de 10 à 12 gr. d'antipyrine; mais le plus souvent la dose de 1 gr. est encore suffisante. Bientôt la résistance diminue, le thermomètre marque plus souvent dans la journée des températures inférieures à 39°, et les doses du médicament sont réduites proportionnellement à 8 gr. en 24 heures. Puis survient la période où parfois la température est au-dessous de 38°, le malade « saute des bains », c'est-à-dire ne prend pas d'antipyrine. Si bien que dans la phase des oscillations descendantes les sujets ne prennent plus que 3 grammes, 2 grammes de ce médicament, comme ils ne prennent plus que 3 ou 2 bains par jour dans la méthode de Brand.

Tous les malades, que j'ai traités de cette manière dans mon service de l'Hôtel-Dieu ou en ville, ont vu leur maladie évoluer avec autant de simplicité au moins que par la méthode de Brand, bien que quelques-uns aient pris plus de 200 et même de 250 grammes d'antipyrine. J'ai toujours constaté l'absence de l'aspect typhique chez ceux traités de bonne heure et sa disparition chez ceux qui le présentaient à leur entrée. Le délire cesse dès le premier jour, la sécheresse de la langue disparaît en deux ou trois jours au plus, en même temps que l'enduit qui la recouvre.

Presque dès le début du traitement, les malades prennent plusieurs potages légers, du lait et du vin. Aussitôt que la période d'état touche à sa fin, ce régime ne suffit plus à satisfaire leur faim, et on est obligé, comme dans la méthode de Brand, de lutter avec énergie, pour éviter les écarts de régime.

Ainsi tombe cette objection subtile qui, chose à remarquer, a été inventée par les adversaires de la méthode de Brand et qu'on retourne aujourd'hui contre l'antipyrine, à savoir que la méthode est antithermique, mais n'est pas *antipyrétique*. L'élévation de température, dit-on, ne fait pas la gravité de la maladie, elle en donne la mesure.

Cela dépend. Si l'hyperthermie est liée à une lésion d'un organe important, elle donne, comme vous le dites, la mesure de la gravité de la maladie ; mais elle fait plus : elle ajoute à cette gravité, car elle est elle-même une source de désordres qui s'ajoutent aux troubles fonctionnels de l'organe lésé. En combattant l'hyperthermie, quelle que soit la nature de la maladie, vous faites une œuvre utile, puisque vous diminuez les désordres et la part de gravité qui dépendent de ce facteur.

Assurément, quand vous traitez par les antithermiques une pneumonie, une encéphalite, etc., vous n'êtes pas certain d'obtenir une guérison par cela seul que vous faites tomber la température, parce que, à côté de la fièvre, il y a une lésion profonde sur l'évolution de laquelle vous n'avez aucune prise sérieuse. En est-il de même quand il s'agit d'une fièvre typhoïde ? Au début de la maladie, comment se traduit l'infection qui en est la cause première ? Par une lésion insignifiante, par un ensemble de phénomènes généraux, par des désordres du côté du système nerveux et des sécrétions des muqueuses, qui sont absolument les mêmes que ceux que l'on observe dans toute fièvre suffisamment persistante, quelle qu'en soit la nature ; elle se traduit par des troubles fonctionnels qui se produisent chaque fois que la température s'élève et qui disparaissent aussitôt qu'elle s'abaisse. Quand on voit une corrélation si étroite, si constante, entre les variations de la température et les modifications des phénomènes généraux, n'est-on pas en droit d'attribuer à l'hyperthermie et surtout à sa continuité le rôle primordial de la maladie ? C'est donc à tort qu'on reproche aux agents antithermiques (1) de ne pas être antipyrètiques, car ils ne peuvent être l'un sans l'autre. Jusqu'au jour où la thérapeutique nous fournira le moyen d'atteindre directement l'agent infectieux, ils formeront le seul traitement rationnel de la fièvre typhoïde, comme ils resteront les agents les plus utiles du traitement des phlegmasies jusqu'au jour où la science nous indiquera le moyen d'agir efficacement sur la lésion même.

Par agents antithermiques, je veux parler du bain froid aussi bien que de l'antipyrine ; car ces deux moyens doivent leur propriété merveilleuse à leur communauté d'action sur la température. Ils ne sont à mes yeux que deux modes d'application d'une même méthode : la méthode réfrigérante, qui a réalisé le plus grand progrès de la thérapeutique des maladies fébriles depuis la découverte de l'action spécifique de la quinine.

Cela posé, si on me demande auquel des deux moyens je donne la préférence, je n'hésite pas à répondre que je la donne à l'antipyrine. Mais je réclame pour cette méthode la même justice distributive que pour sa rivale, et je demande qu'on ne porte à son compte que les cas de fièvre typhoïde qui sont pris dès le début. Irai-je jusqu'à dire que tout malade traité de cette façon dans les cinq ou six premiers jours guérira certainement ? Je ne puis qu'affirmer ce que j'ai vu : tous ceux que j'ai soignés dans ces conditions ont parcouru le cycle de la maladie sans la moindre complication ; ils ont conservé pendant toute la durée du traitement un état général plus satisfaisant peut-être que ceux traités par la méthode de Brand ; la conservation des forces est telle qu'ils passent d'emblée de l'état de maladie à la convalescence la plus franche et qu'ils se lèvent et marchent dès les premiers jours. Le seul accident à signaler, et il est insigni-

---

(1) Je rappelle que c'est à propos du traitement de Brand que cette distinction a été mise à la mode : Les bains froids, disait G. Sée, sont antithermiques, mais le sulfate de quinine est antipyrétique.

fiant, c'est l'apparition chez quelques sujets de l'exanthème antipyrique. Ce phénomène ne *doit pas faire suspendre le traitement;* il ne cause qu'un prurit plus ou moins désagréable, et il offre cela de remarquable qu'il disparaît en deux ou trois jours malgré la continuation du remède qui le produit, contrairement au précepte *sublatâ causâ tollitur effectus.*

Au reste, à quoi bon établir une rivalité systématique entre les deux méthodes qui peuvent trouver toutes deux leur place dans ce qu'on appelle l'arsenal thérapeutique? Au praticien qui rencontre des difficultés matérielles ou autres dans l'emploi des bains; à celui qui, indécis encore sur le diagnostic, n'ose les administrer quand même, suivant le précepte rigoureux de la méthode; à celui qui se heurte à un refus absolu de la part du malade ou de la famille, je dis de faire « l'essai loyal » de l'antipyrine, et je laisse à l'observation le soin d'achever l'œuvre. Mais je les préviens qu'il leur arrivera ce qui est arrivé aux médecins des hôpitaux de Copenhague, de Berne, de Bâle, ce qui m'est arrivé à moi-même et à bien d'autres, à savoir que peu à peu ils délaisseront les bains froids pour n'employer que l'antipyrine.

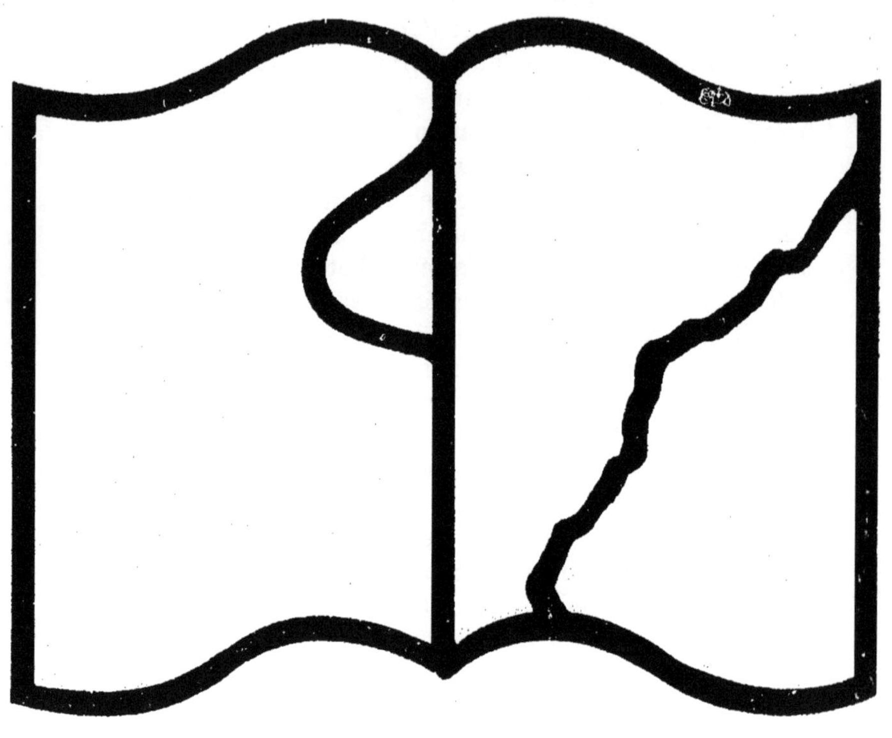

Texte détérioré — reliure défectueuse

NF Z 43-120-11

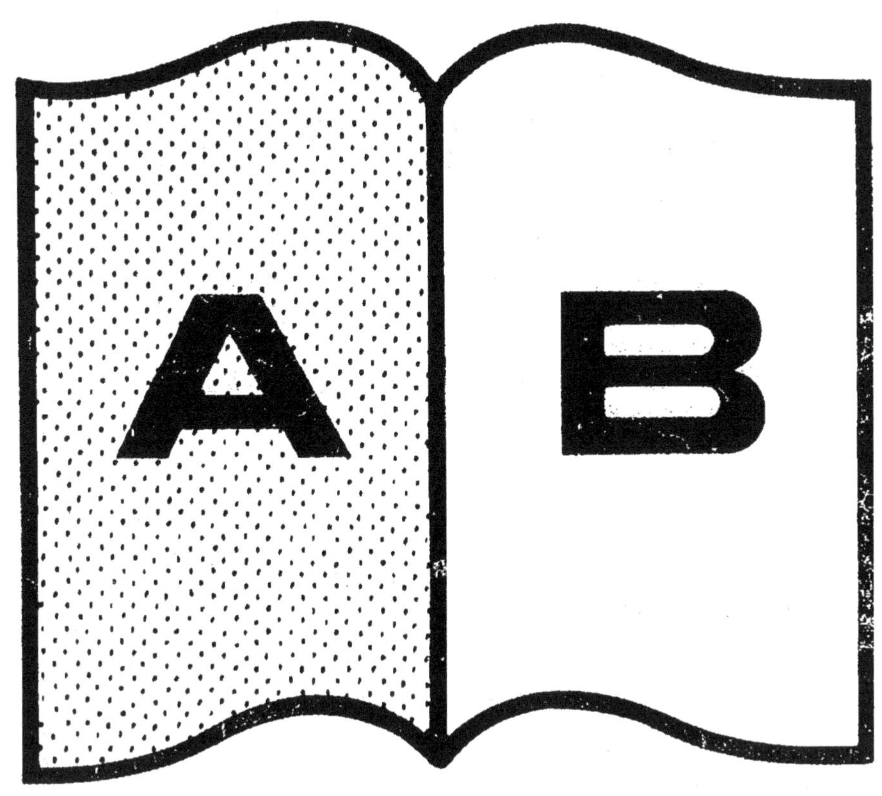

Contraste insuffisant

NF Z 43-120-14

www.ingramcontent.com/pod-product-compliance
Ingram Content Group UK Ltd.
Pitfield, Milton Keynes, MK11 3LW, UK
UKHW021637130726
13696UKWH00005B/2256